AF603017

LA MÉDECINE EST UNE

ORIGINE ET CONSÉQUENCES DE SA DIVISION
PENDANT QUELQUES SIÈCLES
EN MÉDECINE PROPREMENT DITE ET EN CHIRURGIE

DISCOURS

PRONONCÉ

LE 3 NOVEMBRE 1886

A LA RENTRÉE DE L'ÉCOLE DE MÉDECINE NAVALE DE ROCHEFORT

PAR

LE DOCTEUR GEORGES FONTORBE

PROFESSEUR DE CLINIQUE CHIRURGICALE

ROCHEFORT-SUR-MER
SOCIÉTÉ ANONYME DE L'IMPRIMERIE CH. THÈZE, RUE CHANZY, 123.

1887

Monsieur le directeur,

Messieurs,

Tout homme qui désire employer avec fruit son intelligence et ses forces, faire œuvre utile, marquer son passage dans la vie, doit discipliner son travail. Se fixer à soi-même un but précis à atteindre, puis marcher droit vers lui, sans s'arrêter aux ronces ou aux fleurs du chemin, est indispensable, même aux esprits les mieux doués. La Fontaine nous affirme qu'un lièvre agile qui, comptant sur la vitesse de ses jambes, méconnut cette vérité, fut, à la course, battu par une tortue, et n'a laissé dans l'histoire que le souvenir de sa défaite. Aujourd'hui, le temps est encore plus précieux que jamais, parce que jamais le mouvement intellectuel ne fut aussi intense, les sciences aussi nombreuses, leurs domaines si étendus, leurs frontières si enchevêtrées; jamais les découvertes n'ont succédé aux découvertes avec une aussi grande rapidité ; jamais l'utopie d'un jour ne s'est transformée si soudainement en réalité le lendemain. L'humanité marche vers un horizon qui grandit sans cesse, et quiconque a pris rang dans la course vertigineuse qui l'emporte ne peut s'arrêter sans perdre, pour toujours, sa place. C'est aussi le sort réservé à celui qui s'est lancé dans une direction mauvaise : il se heurte aux obstacles de la route, et pendant qu'arrêté dans son élan, il roule à terre, vaincu, les plus heureux ou les plus habiles, c'est tout un, passent courant à de nouveaux progrès.

Vous entrez dans la mêlée, Messieurs les étudiants; quel but allez-vous marquer à vos travaux, quelle direction donnerez-vous à vos efforts ? Il faut, dès maintenant, avoir une notion claire, nette, précise, de l'un et de l'autre. C'est là une condition essentielle de succès.

L'homme, dont l'esprit parcourt et l'espace et le temps sans trouver de limites, rêve volontiers l'absolu et voudrait saisir la vérité éternelle ; mais, limité dans le monde où il est placé, par son ignorance des êtres et des choses qui l'entourent, il doit se contenter le plus souvent d'une vérité relative.

Quel que soit le sujet de nos travaux, nous y apportons le même désir de la vérité éternelle, et nous sommes astreints également à subir une vérité relative, variable avec l'état des esprits au moment où nous vivons. Il en est ainsi dans les sciences médicales. Nous avons un but idéal, qui est de trouver les lois de la vie, de même que l'astronome a trouvé les lois du mouvement des mondes, de connaître la physique du corps humain comme le physicien connaît celle des corps inertes, de savoir l'action des agents extérieurs sur notre organisme avec autant de précision que le chimiste connaît l'action de ses réactifs, et de pouvoir, comme lui, en prévoir les effets. La médecine serait alors une science mathématique, tous les problèmes de la santé et de la maladie auraient leur formule, et l'homme les manierait à son gré. C'est vers cette médecine scientifique, terre promise, que nous marchons; encore, dans le désert, nous vous la montrons de loin sans espoir d'y atteindre nous-mêmes, mais avec l'espérance que vous saurez la conquérir.

En attendant cette réalisation de nos rêves, il est un autre but moins élevé, difficile cependant à atteindre, qui s'offre à l'ambition du médecin : connaître de ces problèmes toutes les solutions proposées, bien que les sachant insuffisantes ou incomplètes, et de ces solutions provisoires tirer des applications médicales aussi bonnes que possible ; se placer, en un mot, au nombre des travailleurs qui, sans être impatients de la raison des choses, cherchent à améliorer le sort des hommes, en attendant patiemment le jour où toutes les ténèbres qui nous environnent se seront évanouies.

Les satisfactions personnelles que nous pouvons espérer dans cette voie sont évidemment moins intimes et moins grandes. Elles ne sont point absolues et uniquement en nous, mais bien au contraire subordonnées au milieu qui nous entoure, et, en dehors de la satisfaction du devoir accompli, premier besoin de chacun, elles dépendent uniquement de la place que nous arrivons à occuper dans l'estime de nos semblables.

Or, la position des médecins dans la société, bien que variant quelque peu avec le prix attaché par chaque époque, suivant son état de barbarie ou de civilisation, à la vie humaine qu'ils ont pour mission de sauvegarder, est avant tout et toujours déterminée par la quantité de secours réels que cette même société peut recevoir de leur concours dans sa lutte pour l'existence, et cette quantité de secours dépend fatalement du degré de perfectionnement de la médecine.

Aussi, dans un énoncé rapide et condensé, en n'envisageant que le résultat personnel des travaux du médecin, nous pourrions dire que son but est d'occuper dans la société une position élevée et honorée. C'est le plus souvent sous cette forme que la question se présente au jeune homme qui aborde l'étude de la médecine.

Vous allez, Messieurs les étudiants, vous lancer dans l'étude de la médecine, avec la légitime ambition d'atteindre par vos travaux les situations médicales les plus enviées, les plus entourées de l'estime de vos concitoyens, celles que l'on obtient en étant le plus utile qu'il est possible à la société. Pour que vos efforts soient fructueux, ne les laissez pas diriger par les préjugés puisés dans ce grand public où tout le monde est médecin comme profond politique, d'inspiration, et ne croyez pas que vous puissiez à votre gré étudier ou la médecine ou la chirurgie. C'est contre ce préjugé fatal que je désire vous prémunir. Dans le monde, beaucoup vous ont dit que ce sont deux sciences distinctes : l'une positive, l'autre conjecturale. Verneuil (1) affirmait même, l'an passé, qu'il est des médecins avouant sans rougir ne rien connaître à la chirurgie, et des chirurgiens prouvant trop souvent qu'ils ne savent guère de médecine,

(1) Verneuil, *La Chirurgie en 1885*, discours prononcé à Grenoble, in *Revue scientifique*, 2e sem. 1885, p. 194.

et il combattait leur erreur par de nombreux exemples tirés de la pratique courante.

Je ne sais où vivent les originaux visés par cet illustre maître, je ne les ai jamais vus ; mais je pense utile de combattre le préjugé du dualisme, parce qu'il serait nuisible à vos études en vous jetant dans une direction mauvaise, si vous le pensiez fondé. Je compte pour cela m'appuyer sur l'histoire des médecins, plus prompte à dire que celle de la médecine, et que je puis cependant prendre comme mesure de cette dernière, la situation de la corporation médicale étant liée étroitement à l'état de la science médicale. Il me suffira, en effet, de vous montrer d'où provient la division des médecins en médecins proprement dits et chirurgiens, pour vous prouver que ce dualisme tout accidentel n'a pas de raison d'être et doit disparaître complètement.

Je n'oublie point, Messieurs, quel est l'auditoire qui m'entoure; mais sa présence qui m'honore fait également mon effroi : j'ai désespéré d'obtenir ses suffrages, gâté comme il l'a été par ceux qui m'ont précédé, et, désertant franchement la lutte, j'ai abordé un sujet qu'il connait mieux que moi. Pendant que je parlerai, regardez, Messieurs, en vous-mêmes, évoquez, je vous prie, vos souvenirs, et facilement vous donnerez, dans vos esprits, la vie et le mouvement aux âges que je veux parcourir, et, vous écoutant vous-mêmes, vous pourrez, sans trop d'ennui, m'entendre quelques instants. L'homme aime à se souvenir, et, d'ailleurs, je serai bref.

La médecine confine à toutes les sciences humaines, car elle doit connaître l'homme, le corps et l'esprit, et le milieu où il vit, la matière et la force. Ayant besoin sans cesse du secours des autres sciences, son histoire suit pas à pas les phases du développement de l'esprit humain, marche et s'arrête avec lui, et comme lui reçoit le contre-coup des grands cataclysmes politiques.

Je ne vous parlerai point des Grecs et des Latins, nos premiers maîtres, si ce n'est pour constater que chez eux il n'était point de division dans l'art de guérir, et qu'Hippocrate, le père de la médecine, le premier médecin de l'antiquité, était tout à la fois chirurgien et médecin. Il était aussi grand moraliste, et son serment résume les devoirs du médecin aujourd'hui comme alors. Nous pouvons le prendre pour guide sans oublier le vœu qui le termine : « Puissé-je réussir dans mon art et devenir célèbre dans tous les siècles ! »

En Egypte, il en fut de même pour les médecins de cette célèbre école d'Alexandrie, qui créèrent l'anatomie humaine en disséquant des corps de criminels et dont les noms nous sont parvenus, attachés à leurs découvertes : le pressoir d'Hérophile, par exemple.

Les Romains aimèrent peu la médecine : la république a pu s'en passer quatre cents ans, dit Pline, ce qui est inexact, et le vieux Caton détestait les médecins tout en médicamentant avec une ardeur sans égale, et lui et ses proches. A Rome, ce furent, en effet, des Grecs venus de Grèce, d'Asie mineure et d'Egypte qui continuèrent la tradition scientifique. Solanus d'Ephèse, Galien de Pergame, sont les deux plus grands maîtres à citer. L'œuvre de ce dernier, qui comprenait 800 écrits, dont 500 sur la médecine et la chirurgie, fit loi jusqu'au XVIe siècle, notamment son anatomie, qu'il écrivit sans avoir jamais disséqué de corps humain.

Quand l'empire romain croula sous les coups redoublés des hordes barbares, des états de plus en plus nombreux se fondèrent. Sans cesse en guerre pour conquérir quelque province ou défendre leur sol menacé, les nouveau-venus songeaient peu à s'adonner à la culture des lettres et aux patientes études. Pour eux, bien manier une épée était l'unique idéal, être le plus fort, la science suprême.

Bientôt, cependant, le fier Sicambre, conquérant des Gaules, s'inclina devant la force morale et subit, comme jadis les Romains, le joug intellectuel de ceux qu'il avait soumis par les armes. Le règne de la force n'a jamais qu'un temps.

Ce fut sous la protection du clergé, au pied des autels, que les arts, les lettres et les sciences reparurent, et que des écoles se formèrent. Dans les cloîtres, on copiait et on traduisait les ouvrages apportés de la Ville éternelle, et les jeunes gens désireux d'apprendre la médecine allaient y étudier les ouvrages de Galien. De ces écoles, aux débuts obscurs et dont beaucoup ont passé sans laisser de trace, les deux premières, dignes d'être nommées, furent celles de Salerne et de Montpellier, villes où on allait étudier la médecine au XIIe siècle (1). Dirigées par des ecclésiastiques, à Montpellier par l'évêque de Maguelonne, elles ne donnaient la licence d'enseigner et de pratiquer qu'à des clercs (2). L'enseignement de la médecine ne comprenait aucune application pratique, et, confondu avec l'enseignement des lettres, il consistait uniquement dans l'explication de certains traités de Galien, et, plus tard, des Arabes. Ces derniers avaient apporté en Europe une science puisée à Alexandrie et riche de nombreux emprunts faits aux Grecs.

S'il était alors une autorité puissante et universellement respectée, c'était assurément celle de l'Eglise. Elle faisait et défaisait les rois et distribuait les royaumes. Le médecin qui lui appartenait était élevé par cela même, et si, à l'époque de la splendeur de la Grèce, il marchait de pair avec les philosophes qui firent sa gloire, nous le trouvons aujourd'hui au nombre de ceux qui dirigent le monde chrétien.

Les élèves les plus érudits des écoles que nous venons de dire étaient tout aussi aptes à occuper des charges ecclésiastiques qu'à exercer l'art médical, et ce fut même souvent la médecine qui les conduisit plus rapidement aux dignités de l'Église. Dérold, médecin de Louis d'Outre-Mer, quitta sa charge pour l'évêché d'Amiens; Gilbert Maminot, médecin de Guillaume-le-Conquérant, fut ensuite évêque de Lisieux. Le pape Victor III, avant de porter la tiare, fut célèbre comme médecin et écrivit un traité médical. Il était donc tout naturel que le principe d'autorité, absolu dans l'ordre religieux, fut facilement accepté dans l'enseignement médical : le médecin appartenait trop à l'Église pour qu'il en fut autrement, et nous sommes à une époque où les idées de liberté n'existaient pas davan-

(1) *Dict. encyclop. des Sciences médicales*, article : *Ecoles de médecine*, par L. THOMAS, p. 356.

(2) DAUCHEZ, *Notice historique sur l'ancienne corporation des chirurgiens, dite Confrérie de Saint-Côme*, 1885, p. 4.

tage dans les sciences. Galien et Rhazès, Avicenne, Albucasis étaient des despotes absolus. Toute science était en eux, il n'y avait qu'à les lire et à les commenter; et il n'était question ni d'anatomie, ni de clinique.

La prise de Constantinople par les Turcs refoula les Grecs vers l'Occident. Ils s'enfuirent en emportant les précieux manuscrits qui renfermaient les richesses de la Grèce. Les érudits s'en emparèrent, et la découverte de l'imprimerie, en permettant de les multiplier, en rendit la vulgarisation prompte. La langue grecque devint familière aux savants, et les médecins qui, depuis deux siècles, ne connaissaient les Grecs que par les traductions que leur en avaient données les Arabes, purent lire Hippocrate. L'un d'eux, Anuce Foës, modeste praticien de Metz, employa toute sa fortune dans une édition des œuvres d'Hippocrate, encore estimée aujourd'hui.

Au moment où cette renaissance des lettres venait rajeunir le renom des Écoles et des Facultés de médecine, l'art de guérir s'était fragmenté, son unité proclamée par Hippocrate avait disparu. De 1125 à 1215, les conciles de Rheims et de Latran étaient venus tracer des règles de plus en plus sévères au prêtre médecin, au myre (1) ecclésiastique, et lui interdire la pratique des opérations chirurgicales. Le sang ne devait pas couler, répandu par sa main.

Sur les champs de bataille, une épée brisée pouvait bien se remplacer par une masse d'arme qui assomme sans faire de blessure ; mais le médecin privé de son bistouri ne pouvait avoir recours à un moyen semblable, et, réduit à l'impuissance en face d'une opération nécessaire, il fut obligé d'appeler à son aide un opérateur, chargé d'exécuter l'acte conçu par lui (2). Le barbier, dont la main exercée savait manier le rasoir et le conduire habilement sur la peau hu-

(1) *Mederi*, guérir.

(2) Sabatier, *Recherches historiques sur la Faculté de médecine de Paris*, 1835.

maine,fut choisi pour pratiquer les opérations sanglantes. Ainsi prit naissance la chirurgie, en tant qu'art distinct de la médecine. Nous avons maintenant des médecins et des chirurgiens avec des attributions distinctes, tandis qu'auparavant ces titres différents étaient eux-mêmes ignorés (1). Les médecins savants, érudits, ecclésiastiques, gardant dans la société leur situation honorée, et les chirurgiens, artisans sans instruction, exécutant, sur l'ordre du médecin et sous sa surveillance, les œuvres manuelles que le soin de sa propre dignité interdisait à ce dernier.

Cette division a duré plus de six cents ans, mettant fatalement aux prises les chirurgiens et les médecins, qui opéraient sur un terrain commun, les malades ayant négligé de se diviser en chirurgicaux et en médicaux au moment où la Faculté divisait la thérapeutique. La lutte fut surtout vive lorsque les médecins cessèrent d'appartenir au clergé et perdirent ainsi les causes d'honneur et de considération qu'ils devaient à leur union avec l'Église. Ce fut au XIVe siècle que le pape Honorius III interdit aux prêtres l'exercice de la médecine ; peu après, le cardinal d'Estouteville, envoyé par le Saint-Siège à Paris pour réorganiser les Facultés de théologie, de droit et de médecine, abolit l'obligation du célibat, jusqu'alors imposée aux docteurs régents.

La distance qui séparait les médecins laïques des chirurgiens était moindre que précédemment. Les uns et les autres, souvent dominés par les préjugés de l'époque et oublieux du but de leur art, jaloux de leurs prérogatives, et pensant s'élever en abaissant leurs voisins, dépensèrent le meilleur de leur temps et de leur intelligence en luttes stériles. Les médecins se rattachant à l'érudition qui avait fait la gloire de leurs prédécesseurs, cherchant dans des textes poudreux la condamnation de découvertes nées le plus souvent à l'étranger, où la même scission n'existait pas, et qu'ils se refusaient à admettre parce que Galien n'en avait point parlé. Fulminant contre les anatomistes, niant la circulation, s'élevant contre l'antimoine et

(2) DAUCHEZ.

le faisant condamner par des arrêts du Parlement, ils perdirent peu à peu, dans des défaites successives, la confiance qui était devenue l'unique raison de leur considération, les chirurgiens attaquant les médecins sans pouvoir faire oublier leur origine qui les maintenait au nombre des artisans, tous se portant des coups redoutables et remportant des victoires funestes, comme celle de Pyrrhus, au vainqueur aussi bien qu'au vaincu.

C'était surtout en se montrant dédaigneux de toute œuvre manuelle que le médecin lettré pensait maintenir ses prérogatives ; tel le Chinois aux ongles longs. « Si parmi les bacheliers, » disaient les règlements de la Faculté, « il s'en trouve quelques-uns qui aient « exercé la chirurgie, ils ne seront pas admis à la licence (titre qui « donnait le droit d'exercer la médecine) avant de s'être engagés par « serment et acte public passé devant notaire, à ne jamais revenir à « la pratique chirurgicale ou autre exercice manuel. » (1)

Voilà tout à la fois la chirurgie abandonnée par des hommes capables de lui imprimer d'importants progrès, et les chirurgiens, que leurs dons naturels ou acquis mettent hors de pair, qui désirent se rapprocher des savants, des médecins, repoussés par ceux-ci.

Les docteurs régents de la Faculté de Paris, possesseurs de privilèges octroyés par les papes, qui leur avaient donné le droit d'enseigner et d'exercer dans toutes les Universités du monde catholique, et aussi par les rois, étaient peu nombreux (2).

Leur école, bâtie à leurs frais, était entretenue par eux, et seuls ils s'occupaient du recrutement de leur corps. Leur origine, leur propre éducation les dirigeant tout naturellement dans cette mission, c'était le candidat le plus lettré qui avait leurs faveurs. Former un

(1) SABATIER, p. 67.

(2) Ils étaient 31 en 1375 ; leur nombre alla toujours en augmentant sans jamais dépasser 200. P. 5, note SABATIER.

professeur disert paraissait être leur unique préoccupation. L'élu (1) pouvait cependant, si ses goûts l'y portaient, être en même temps capable de rendre quelques services aux malades (2).

Les chirurgiens, au début barbiers plus audacieux que leurs confrères, cherchèrent bien vite à se séparer de ces derniers. Grâce à l'influence et aux soins du chirurgien de Saint-Louis, Jean Pitart, ils purent former une corporation spéciale sous l'invocation de saint Côme. Ils recherchaient alors la protection de la Faculté. « Nous, » disaient-ils, s'adressant aux docteurs régents, « vos humbles « écoliers et disciples, nous recourons à vos vénérables domina- « tions, aux maîtres de la Faculté, etc. » Mais cette humilité fut de courte durée. Quand ils eurent obtenu le droit de porter la robe, ils aspirèrent à devenir les égaux des docteurs régents. Pour atteindre ce résultat, ils élevèrent le niveau des examens imposés au candidat à la maîtrise de Saint-Côme; puis, imitateurs mal inspirés de ceux qu'ils jalousaient, ils considérèrent certaines opérations comme honteuses et abandonnèrent la saignée aux barbiers.

La Faculté, menacée par les chirurgiens, s'allia contre eux aux barbiers, que les médecins employaient souvent, la saignée étant fort en honneur, et qui, par leur infériorité et leur peu d'instruction, ne pouvaient en aucune manière lui porter ombrage. Un contrat fut signé : les barbiers s'engagèrent par serment à rendre à la Faculté l'obéissance, l'honneur et le respect que des disciples doivent à leur maître, et à respecter les secrets de la Faculté, s'ils

(1) SABATIER, p. 19. — Le professeur élu prononçait le serment suivant : « Nous jurons et promettons solennellement de faire nos leçons en robe longue « à grandes manches, ayant le bonnet carré sur notre tête, le rabat au cou, « et la chausse d'écarlate à l'épaule. *Item*, de faire nos leçons sans interrup- « tion; de les faire nous-mêmes, et non par des suppléans, à moins d'urgence « et absolue nécessité, chacune d'elles pendant une heure au moins tous les « jours de l'année qui ne seront pas jours de fête, soit pour la ville de Paris, « soit pour toute l'Académie. »

(2) L. THOMAS, p. 364.

venaient à les connaître. De son côté, la Faculté leur donnait un professeur.

Ainsi soutenus, favorisés, d'un autre côté, par les rois, Charles V et Louis XI surtout, les barbiers rendirent plus difficiles les épreuves donnant accès dans leur corporation. Pour l'épreuve pratique, on requérait « un pauvre diable » barbu et hérissé comme un sanglier; on l'amenait devant les jurés rangés sur leur banc; il fallait que l'aspirant le rasât lestement (1). On choisissait ensuite quelque gros paysan, dont l'embonpoint dissimulait toutes les veines, et le candidat était tenu de le saigner sans hésitation. Les épreuves théoriques comprenaient une thèse de quelques lignes, en latin, sur une question d'anatomie. Et les barbiers prenaient les titres de bachelier, licencié, docteur, professeur, portaient la robe et le bonnet : ils rédigeaient leurs billets en langue latine, et usaient de termes impératifs.

Pendant ces luttes de corporation contre corporation, où le droit de parler, en termes impératifs, un latin dont Molière devait être le Cicéron, était la récompense réservée au vainqueur, la Faculté ne vivait que par l'érudition. L'anatomie elle-même n'était étudiée que sur des planches. Il arrivait parfois pourtant, mais bien rarement, qu'un cadavre était donné à la Faculté. Il y avait alors une séance publique, une anatomie, comme l'on disait, et l'on montrait sur le sujet ce que les maîtres avaient décrit, sans esprit de contrôle, sans songer à faire la moindre recherche. Tous, médecins, chirurgiens, barbiers, accouraient au jour et à l'heure annoncés aux quatre coins de la ville par des affiches, et le professeur, docteur régent, revêtu de sa robe, ne touchant jamais au sujet, ce qui eut été faire œuvre manuelle, décrivait le corps humain, d'après Galien. Un aide, chirurgien ou barbier, suivant la politique du jour, disséquait. Si minutieuse que fut la préparation, seul il touchait au scalpel et souvent, au grand ébahissement des spectateurs, la dissection

(1) A. FRANKLIN, *Les Corporations ouvrières*, in Dauchez.

était en désaccord avec la description élégante de l'érudit professeur, qui, ne songeant point à mettre en doute la parole de Galien, admettait volontiers, en semblable occurrence, quelque erreur de la nature. Le préparateur ne se soumettait point toujours à cette manière d'interpréter les faits, et les barbiers, ayant, à maintes reprises, montré des préparations et donné des explications qui réduisaient à néant les savantes combinaisons de l'anatomiste officiel, furent abandonnés par la Faculté et perdirent toutes leurs prérogatives. Ils n'eurent plus que le droit de soigner les plaies légères, les plaies graves étant réservées aux chirurgiens dont la prééminence fut ainsi officiellement établie au commencement du XVIIe siècle.

Cette victoire des chirurgiens fut aussi due, en grande partie, au renom jeté sur leur corporation par l'un d'eux, Ambroise Paré. Paré ignorait le latin, mais la Confrérie de Saint-Côme, bien inspirée, fit fléchir ses règlements, lui conféra la maîtrise et profita de la gloire du père de la chirurgie moderne. Paré, aussi honnête homme que grand chirurgien, successivement chirurgien de quatre rois et le seul huguenot qui ait trouvé grâce devant les massacres de la Saint-Barthélemy, démontra l'erreur universelle qui attribuait à un poison le danger des plaies d'arquebuse, et enseigna le moyen d'arrêter les hémorragies par la ligature des vaisseaux. Ce sont là ses deux plus beaux titres de gloire. A ses débuts, il versait de l'huile bouillante sur les plaies par armes à feu pour en détruire le poison, ainsi qu'il l'avait vu faire à ses maîtres. Un soir de bataille, l'huile vint à manquer avant qu'il eut appliqué ce remède à tous les blessés. Préoccupé des dangers que couraient les malades dont les plaies n'avaient pas été cautérisées, Paré ne put dormir et fut, durant la nuit, assailli des plus noirs pressentiments. Le jour paraît enfin et voilà qu'il trouve les blessés, qui ont échappé au remède, calmes et reposés, tandis que les autres sont en proie à une fièvre vive et dévorés par une soif ardente (1). L'esprit

(1) *Les Œuvres d'Ambroise Paré*, quatrième édition. 1585, page CCCCXIX, *Discours premier sur le faict des harquebuzades et autres bastons à feu.*

libre des formules de l'école, Paré ne vit pas dans ce fait un jeu de la nature, il sut en comprendre la valeur et en tira toutes les conséquences qu'il comportait. La chirurgie des plaies par armes à feu fut transformée. Son esprit pratique se montre encore avec éclat dans la découverte de la ligature des artères. Combien, et des plus érudits, avaient lu dans Galien le passage qui fut pour Paré une révélation. « Parce ie conseille, » dit-il, « au ieune chirurgien, de « laisser telle cruauté et inhumanité (il s'agit de cautères actuels et « potentiels), pour plustôst suyvre cette mienne façon de practi- « quer, de laquelle il a pleu à Dieu m'adviser, sans que jamais « l'eusse veu faire à aucun, ouy dire, ne leu, sinon en Gal. au 5e « livre de sa Méthode, où il escrit, qu'il faut lier les vaisseaux vers « leurs racines, qui sont le foye et le cœur, pour estancher le grand « flux de sang. » (1)

Nous voyons que ce fut par l'observation nette des faits, par leur interprétation exacte, en soumettant au contrôle de l'expérience les idées qui lui semblaient bonnes, avant de les répandre, que le père de la chirurgie moderne mérita son surnom en créant un art pour ainsi dire nouveau.

Les mêmes divisions n'existaient point chez les nations étrangères, dont les médecins, moins dédaigneux du travail manuel, cherchaient à contrôler par des recherches personnelles la science appuyée sur l'autorité des anciens. L'Italie tient la tête du mouvement, ce n'était guère que là qu'on put disséquer en paix ; Vésale, Fallope, Varole, Fabrice d'Aquapendente et tant d'autres renversent par leurs dissections l'anatomie de Galien. L'Anglais Harvey, à qui Fabrice d'Aquapendente a montré, à Padoue, que les veines ont des valvules, démontre, en 1628, la grande et la petite circulation, et la physiologie de Galien s'écroula, comme s'était écroulée son anatomie. En France, la Faculté proteste, mais en vain, contre tant de nouveautés : c'est en vain qu'elle affirme, sur la foi de

(1) A. Paré, page CCCCXCI. *Digression de l'autheur fort nécessaire à bien considérer touchant les cautères actuels, desquels on a usé jusques yci après l'amputation.*

Galien, que le sang oscille du foie aux extrémités sous l'influence attractive et répulsive des organes qu'il doit nourrir ; Descartes, qui a voyagé en Italie et en Angleterre, se déclare pour la circulation, et Pecquet, en découvrant le réservoir qui porte son nom, ajoute à la circulation du sang la circulation du chyle, qui oublie, à son tour, le chemin du foie. L'autorité de Galien a définitivement vécu, et ce sont les chirurgiens qui, se livrant avec plus d'ardeur que les médecins aux études anatomiques, profitent le plus de ce mouvement des esprits.

Vers le milieu du XVIe siècle, les chirurgiens avaient fondé une école, bien modeste : trois toises et demie dans le cimetière de Saint-Côme leur avaient suffi pour élever un appentis à l'abri duquel ils donnaient des consultations aux malades pauvres, le premier lundi de chaque mois. Bientôt après, ils avaient pu bâtir, grâce aux dons des membres de la corporation, un édifice suffisant pour les leçons et les démonstrations. Des professeurs bénévoles venaient, à leurs heures, faire des leçons sur des sujets qu'il leur avait plu de choisir. Il n'y eut d'enseignement régulier qu'à partir de 1725.

Avant cette date, un cours complet d'anatomie et de chirurgie fut cependant professé au Jardin-Royal, et un chirurgien, Dionis, en fut officiellement chargé. Ces leçons eurent un retentissement considérable : le *Cours d'opérations* publié par Dionis, en 1707, a été classique pendant près d'un siècle. Daremberg raconte que ce fut le premier livre qu'on mit entre ses mains lorsqu'il commença ses études à Dijon, en 1835. Ce maître, si longtemps consulté, nous donne des renseignements précis sur l'état des chirurgiens à son époque. « Le « lendemain de la Saint-Luc de chaque année, dit-il, la Chirurgie « et la Pharmacie vont rendre hommage à la Médecine. Messieurs « de la Faculté n'y appellent point les apothicaires qu'après que les « chirurgiens en sont sortis. On remarque que dans les états des « maisons royales les médecins sont enregistrez les premiers, puis « les chirurgiens, et ensuite les apothicaires. Enfin, le roi voulant « donner des gratifications aux officiers de madame la duchesse de « Bourgogne, qui l'avaient été quérir au pont de Beauvoisin, il mit

« de sa main sur l'état qui lui en fut présenté, pour monsieur Bour-« delot médecin mille écus; pour moi chirurgien quinze cens livres, « pour monsieur Riqueur apothicaire mille livres. Et après toutes « ces marques de distinction comment les apothicaires peuvent-ils « disputer le pas aux chirurgiens (1). » Des mérites de chacun Dionis ne souffle mot : pour lui la tradition et la volonté royale règlent seules le rang de tous, et pourtant nul n'avait, à cette époque, une idée plus haute que la sienne sur l'importance des chirurgiens et de la chirurgie. Ecoutez-le plutôt : « Chirurgien et « opérateur manuel sont mots synonymes qui sont communs à tous « ceux qui travaillent de la main. Quoique le chirurgien, par cette « étiquette, semble être confondu avec tous les autres artisans, c'est « d'elle néanmoins qu'il tire toute sa gloire, puisqu'elle le distingue « et le met au-dessus de toutes les autres. Les anciens qui ont « donné des dénominations à tous les arts ont nommé peintre celui « qui fait des tableaux, sculpteur celui qui fait des figures, etc.; « mais ils ont laissé par excellence le nom de chirurgien à celui qui, « travaillant sur le corps humain, avait pour objet le plus noble des « êtres... La chirurgie a, en effet, pour objet, le même que Dieu a « eu pour celui de sa toute-puissance, sur lequel il a bien voulu « travailler de la main; car pour former toutes les autres, l'Écriture « nous apprend qu'il a seulement parlé, et ils ont été faits... (2) »

(1) *Cours d'opérations de chirurgie démontrées au Jardin-Royal*, par M. Dionis, premier chirurgien de feuës Mesdames les Dauphines, et maître chirurgien, juré à Paris, 3e édition, 1716, p. 751.

(2) Dionis dit encore : « La certitude de la chirurgie est manifestement prouvée par les effets merveilleux qu'elle produit : en abatant les cataractes, elle rend la vuë aux malades sur l'heure même. En vuidant la poitrine par le moyen de l'empyême, elle fait parler les muets. En faisant les réductions des luxations de la jambe et du pied, elle fait marcher les boiteux. Enfin rien n'est plus sûr que ce qu'elle fait, en ajoutant au corps ce qui lui manque, en retranchant ce qu'il a de superflu, et en le conservant dans cette perfection que lui a donnée l'auteur de la nature. Et quoique toutes ces opérations nous paraissent des miracles, parce qu'elles guérissent l'homme dans un moment, ce ne sont néanmoins que les effets ordinaires de la chirurgie dont la certitude ne peut être assez admirée. »

« ...Toutes les autres sciences et tous les autres arts ne sont nécessaires à « l'homme que pour vivre commodément, mais la chirurgie lui est nécessaire « pour vivre absolument... » — Préface.

Dionis termine ensuite son *Cours d'opérations* par ces paroles, qui en résument le plan : « J'ai tâché de n'oublier aucune des opéra- « tions que la chirurgie est obligée de faire pour la conservation du « corps humain. Je l'ay pris dès le moment de sa naissance, en « commençant par enseigner la manière de faire la ligature de « l'ombilic qui est la première opération qu'il est obligé de souffrir « aussitôt qu'il voit le jour, ensuite parcourant toutes les parties de « son corps en vous faisant voir les opérations que chacune d'elles « demande, et finissant par l'ouverture de son corps et l'embaume- « ment, vous voyez que je ne l'ay point quitté qu'il n'ait été enfermé « dans le tombeau. » Ces dernières citations qui révèlent l'élévation des idées de Dionis, nous montrent toute la valeur de ses appréciations sur la position du chirurgien dans la société du XVIIIe siècle.

Dans la vie ordinaire, les inconvénients de la division en médecins et chirurgiens se faisaient peu sentir. Le chirurgien prompt à l'appel du médecin, accourait accomplir avec la main ce que celui-ci prescrivait.

Cependant il est un lieu où l'espace restreint ne permet qu'à peu d'hommes d'habiter et où chacun doit être apte non seulement à faire face aux difficultés de la vie courante, mais encore à celles qui résultent de circonstances spéciales. Ce lieu c'est le navire. Limité est son équipage, et sans limites les causes d'accidents et de mort qui résultent de la vie de mer.

Là, le chirurgien doit être à la hauteur de toutes les situations prévues ou imprévues, et c'est au port de Rochefort que nous trouvons pour la première fois cette idée formulée, défendue et amenant une première réforme dans l'enseignement.

« Il ne suffit pas aux chirurgiens majors des vaisseaux de savoir « la pure chirurgie, puisqu'ils sont obligés de servir aussi comme « médecins et apothicaires (1) », dit, en 1715, Cochon-Dupuy, pre-

(1) Rapport adressé par Cochon-Dupuy à l'intendant le 13 janvier 1715. A. LEFÈVRE. — *Histoire du service de santé de la marine*, chap. III, in *Archives de médecine navale*, t. II, 1864, p. 233.

mier médecin au port de Rochefort, et il propose des mesures propres à attirer dans les hôpitaux de la marine les jeunes chirurgiens, parce que « là ils pourront s'instruire non seulement sur « l'anatomie et les opérations de la chirurgie, mais encore acquérir « des connaissances sur les maladies internes et sur la composition « des remèdes et sur les doses auxquelles on les administre. »

Après avoir vaincu bien des obstacles, Cochon-Dupuy put réaliser son désir, et, au mois de mai 1722, l'École de chirurgie de Rochefort était inaugurée. Dans le discours d'ouverture qu'il prononça, nous relevons ces paroles remarquables, étant donnés sa qualité de docteur régent de la Faculté de Toulouse et les préjugés de l'époque : « Le « vrai chirurgien ne doit différer du médecin que parce que celui-ci « se livre particulièrement au traitement des maladies internes, « tandis que le chirurgien se consacre à celui des maladies externes. « Pour que leur pratique soit suivie d'heureux résultats, l'un et « l'autre doivent posséder les mêmes connaissances en physio- « logie (1). » Il savait bien, lorsqu'il parlait ainsi, que les élèves chirurgiens qu'il ambitionnait de faire tout à la fois chirurgiens, médecins et apothicaires, n'étaient pas des esprits cultivés, et s'il imprima pour eux un *Manuel des opérations de chirurgie*, ce fut parce qu'il n'avait pas trouvé de livre « où l'opération manuelle fut « décrite assez simplement pour être entendue par des jeunes gens « encore peu éclairés, assez brièvement pour ne point lasser leur « attention peu accoutumée à la lecture (2). » Mais, s'élevant audessus de ces difficultés dues aux conditions du moment, il concevait une médecine, une comme au temps d'Hippocrate, exercée par des hommes d'éducation égale, quelle que soit la branche qu'ils veuillent, par la suite, pratiquer plus spécialement.

(1) Lefèvre, chap. IV, in *Arch. méd. nav.*, tome III, 1865, p. 65.

(2) *Manuel des opérations de chirurgie*, extrait des meilleurs livres, par Monsieur Cochon-Dupuy, médecin du Roy à Rochefort, imprimé par ordre de Monsieur Mithon, intendant de la marine et des fortifications au département de Toulon. Toulon, 1726. Préface.

L'intendant Mithon, du port de Toulon, instruit des heureux résultats donnés par l'École de Rochefort, après s'être renseigné auprès de Cochon-Dupuy, créa une École semblable à Toulon, en 1725. Cette même année, le premier chirurgien du roi, Mareschal, obtenait pour l'École de chirurgie de Paris l'érection de cinq chaires de démonstrateurs royaux. Ce furent les premiers professeurs titulaires, donnant un enseignement régulier dans l'École que nous avons vu naître dans le cimetière de Saint-Côme. Dix ans plus tard, en 1735, le port de Brest était pourvu d'une École de chirurgie semblable à celle de Rochefort.

Le désir de travailler, de s'instruire, d'étudier dans le grand livre de la nature s'emparait de plus en plus des esprits, amenant le besoin du calme et de la paix. Les querelles entre les barbiers chirurgiens et les membres de la Confrérie de Saint-Côme s'éteignirent, et de leurs efforts réunis sortit l'Académie de chirurgie en 1731. Mareschal en fut le président, et Jean-Louis Petit, le directeur.

La part considérable que J.-L. Petit, déjà prévôt de la Confrérie de Saint-Côme depuis 1714, prit à la fondation de cette société académique, l'importance de ses travaux, encore consultés parce qu'ils sont appuyés sur des connaissances anatomiques très sérieuses, ont fait donner à ce chirurgien, par Malgaigne, le nom de Réformateur de la Chirurgie.

Il faisait peu de cas de l'érudition, estimant qu'elle se borne à donner un air savant aux talents médiocres ; mais, fort de sa propre expérience et guidé par une anatomie précise et de bonnes observations cliniques, il développait, à propos des luxations et des fractures, des considérations remarquables, auxquelles presque personne n'avait songé depuis les immortels travaux d'Hippocrate sur le même sujet (1).

La chirurgie, à cette époque, était toute personnelle; elle ne

(1) *Histoire des Sciences médicales*, DAREMBERG, 1870, p. 1281.

procédait pas de l'autorité, mais des libres recherches; c'est là précisément ce qui en fait le très grand mérite et la force ; c'est aussi ce qui a fait le succès de cette Académie de chirurgie, « première réunion homogène, composée d'égaux poursuivant le « même but, et associant leur activité, leurs aptitudes, jusqu'à leurs « qualités contraires, pour atteindre la plus haute expression du « travail collectif. » (1) Sous son influence, une véritable révolution s'accomplit par l'application raisonnée de l'anatomie normale et de l'anatomie pathologique au diagnostic et au traitement des affections chirurgicales. Les systèmes, les idées préconçues s'évanouissent peu à peu pour faire place à la méthode d'observation.

Pendant qu'en France, la chirurgie réalise ces progrès et que les chirurgiens voient leur influence grandir, c'est à l'étranger que se trouvent les médecins les plus célèbres, Boerhaave, Hoffmann, Stahl, Haller, qui vint étudier l'anatomie avec J.-L. Petit, Morgagni et tant d'autres : Paris est moins riche et sa Faculté, menacée d'être éclipsée par l'Académie de chirurgie, cherche à ruiner le crédit des chirurgiens. Philippe Hecquet (2), docteur régent et ancien doyen de la Faculté, dénonce le brigandage de la chirurgie qui opprime la médecine. Les œuvres des chirurgiens, dit-il, ne sont pas écrites par eux, mais bien par des médecins de Paris; il en a été de même pour A. Paré. Le *Traité des Os*, de J.-L. Petit, renferme tant de fautes d'anatomie que c'est faire honneur à cet auteur que de passer légèrement sur son ouvrage. Quant à « la splendeur de « leur Académie, c'est un clincan, une fausse lueur, dont les faux « jours éblouissent les sots, puisqu'ils sont aussi peu académistes « que peu gens de lettres, incapables d'écrire en latin, et à « l'emprunt du peu qu'ils produisent en français. »

(1) Verneuil.

(2) *Le Brigandage de la Chirurgie ou la Médecine opprimée par le brigandage de la Chirurgie*, ouvrage posthume de Philippe Hecquet, docteur régent et ancien doyen de la Faculté de Paris. Utrecht, 1738.

La réputation de l'Académie de chirurgie, grandissant malgré ces attaques, et celle de la Faculté pâlissant de plus en plus (1), quelques médecins résolurent de créer une Société de médecine analogue, et, guidés par Lassone, premier médecin du roi Louis XVI, ils fondèrent, en 1776, la Société royale de Médecine. Malgré son existence éphémère, et bien qu'elle n'ait pas jeté autant d'éclat que l'Académie de chirurgie, cette Société eut le temps de produire des travaux nombreux et variés et d'acquérir une légitime influence.

Mais quel sujet de tristesse pour la Faculté que de voir cette nouvelle rivale élevée à côté d'elle par ceux qu'elle-même avait formés et auxquels elle ne pouvait reprocher ni l'ignorance du latin, ni une origine obscure. Elle lance toutes ses foudres sur la tête de ces ingrats, déclare déchus de leurs grades et privilèges ceux qui ne viendraient pas abjurer leur erreur auprès du doyen et promettre de renoncer à la *prétendue* Société de médecine; elle défendit enfin à cette dernière de tenir séance et en appela au roi. Le roi se prononça en faveur de la Société de médecine et la Faculté enregistra une défaite de plus.

Un des grands mérites de la Société de médecine fut d'avoir compris le défaut des institutions médicales de l'époque, la nécessité de réformer l'enseignement et de rappeler la médecine à l'état d'unité et de simplicité où elle était du temps d'Hippocrate. Elle rédigea, d'après ces idées, un nouveau plan pour la constitution de la médecine en France, qu'elle soumit à l'Assemblée nationale, en 1790.

Deux ans après, en 1792, la loi du 18 août détruisait la Faculté et, en 1793, toutes les autres corporations savantes, enseignantes ou académiques étaient supprimées. « L'enseignement et la pratique « de la médecine en France étaient arrivées à un tel point de « désordre et d'anarchie qu'il aurait été bien difficile d'y apporter

(1) Pendant le XVIIIe siècle, la France ne produisit que des cliniciens de second ordre comme Hecquet, Astruc, Sauvage, etc. — BARBILLON, *Histoire de la Médecine*, 1886, p. 108.

« un autre remède », écrit notre dernier Inspecteur général (1), et il nous montre « la Faculté de médecine cramponnée à ses privi-« lèges gothiques, repoussant l'inoculation comme l'antimoine, « luttant contre la Société de médecine comme elle avait lutté « quarante ans auparavant contre l'Académie de chirurgie, envieuse « surtout de l'affranchissement de cette vassale, si longtemps mépri-« sée. » D'un autre côté, le Collège de chirurgie ne distribuant qu'une éducation incomplète et insuffisante, et l'Académie de chirurgie elle-même n'ayant plus pour elle que les souvenirs de son passé, si bien qu'avec dix-huit Facultés de médecine et de nombreux Collèges de chirurgie, nous ne possédions pas une École où les principes de l'art de guérir fussent enseignés en entier.

Aussi quand Laplace proposait d'admettre des médecins à l'Académie des sciences, lui-même ne trouvait pour défendre sa proposition, attaquée de toutes parts, qu'une critique à leur adresse. « C'est, disait-il, afin qu'ils se trouvent avec des savants. »

Après avoir détruit, il fallut reconstruire.

Les armées de la République manquaient de chirurgiens ; en dix-huit mois, 600 d'entre eux avaient trouvé la mort sur le champ de bataille ou dans les hôpitaux. Pour en former de nouveaux, la Convention créa trois Écoles de santé. Ce nom leur était donné pour établir la fusion de l'enseignement de la médecine et de la chirurgie. L'art de guérir était ainsi rendu à son unité primitive, les idées de la Société de médecine étaient réalisées par les institutions nouvelles. Un caractère éminemment pratique était imprimé aux travaux des élèves. Ils devaient étudier les maladies au lit des malades et la clinique, inaugurée pour la chirurgie, à l'Hôtel-Dieu, dès 1789, par Desault, puis, à son exemple, par Corvisart, à la Charité, pour la médecine, devint la base des études médicales.

Les portes des hôpitaux et des amphithéâtres de dissection

(1) *Histoire de la Chirurgie française au XIXe siècle*, Jules ROCHARD, 1875, page 2.

ouvertes, la consommation des siècles anciens était accomplie, le règne de l'autorité avait pris fin, la parole était aux faits, à l'observation, à la science expérimentale.

Les modifications introduites par décret dans l'enseignement passèrent plus lentement dans la pratique, et seulement à mesure que les jeunes générations atteignaient l'âge d'homme. Les systèmes qui donnent, en quelques mots, la clef de tous les phénomènes pathologiques plaisent trop à la paresse humaine pour n'avoir pas trouvé de nombreux défenseurs. Ils furent renversés enfin par Broussais, créateur d'un système qui eut le mérite de détruire ceux qui l'avaient précédé et de ne pas survivre à son propre triomphe. Broussais est le premier médecin qui ait appliqué l'anatomie pathologique et les lumières du diagnostic, à débrouiller le chaos de la nosologie, à localiser définitivement beaucoup de maladies, que, peu de temps avant lui, on considérait encore comme des maladies générales. Son système a vécu, mais son enseignement a ramené les esprits à l'observation des lésions organiques, à la recherche du diagnostic local.

Par là il effaçait la distance qui séparait encore ceux qui s'adonnaient plus spécialement à la médecine ou à la chirurgie. Avec lui, toute maladie chirurgicale ou médicale était toujours le résultat d'une lésion, superficielle ou profonde, toujours amenée par une même cause, l'exagération des forces physiologiques, et enfin le traitement, s'adressant à des lésions semblables, était dirigé par les mêmes considérations.

Pendant qu'il apprenait aux médecins à procéder comme le faisaient les chirurgiens que la lésion frappe tout d'abord, il montrait à ces derniers l'importance des études médicales, leur affirmant « qu'on ne meurt jamais par les lésions extérieures. »

La fusion créée brusquement dans les institutions médicales portait ses fruits et gagnait les esprits. Médecin et chirurgien ont marché l'un vers l'autre : le premier, en apprenant à localiser les maladies, localisation que Bouillaud proclame une des plus belles conquêtes de la médecine moderne; le second, en s'élevant de l'observation du point malade, qui fixait ses regards, aux conceptions générales jadis réservées aux médecins. Dupuytren, le plus grand chirurgien des temps modernes, possédait à fond l'art d'utiliser les ressources de la médecine et de l'hygiène (1), et ce fut une des causes de sa supériorité. Laënnec, Louis, Bouillaud, Cruveilhier et bien d'autres, étudient localement les lésions et créent une pathologie nouvelle, précise ; la médecine toute entière est renouvelée. Et pendant que tous ces maîtres illustres faisaient de si belles conquêtes dans la voie tracée par Broussais, déjà son système thérapeutique croulait, et sur ses ruines, Trousseau, le clinicien incomparable, s'inspirant d'Hippocrate, *naturam morborum curationes ostendunt*, enseignait l'emploi des médicaments redoutés alors, et faisait faire à la matière médicale et à la thérapeutique sa part de progrès, saisissant le bistouri quand le médicament était impuissant, et vulgarisant la parencentèse de la poitrine et la trachéotomie.

L'humanité a grandement profité de ces progrès. Que de malades, que de blessés, jadis voués à une mort certaine, guérissent aujourd'hui; l'intervention du médecin est devenue plus efficace, et à la joie qu'il en éprouve est venue se joindre — par surcroît — une considération plus grande, une situation plus élevée dans la société. Cela parce qu'à l'art jadis conjectural du médecin se substitue de plus en plus une science positive.

On a d'abord songé à offrir à Dupuytren l'entrée de la Chambre haute, mais à condition qu'il abandonnerait la pratique de son art, condition humiliante à laquelle sa dignité se refusa ; puis, l'opinion publique se modifiant de plus en plus, Nélaton fut appelé au Sénat et put s'y asseoir sans renoncer à l'exercice de la chirurgie (2).

(1) Rochard, p. 158. « Il possédait à fond l'art d'utiliser les ressources de la médecine et de l'hygiène à une époque où les autres ne s'en préoccupaient pas. »

(2) Rochard, p. 445.

Et plus près de nous, dans le corps de santé de la marine, les mêmes causes n'ont-elles pas amené des résultats analogues, et n'est-ce pas à mesure que le chirurgien de la marine devenait en même temps médecin, à mesure que son instruction se faisait plus large, plus complète, et ses aptitudes plus variées, que sa place dans la grande famille maritime se faisait également plus large et plus honorée.

Nous n'avons pas à craindre que des scissions semblables à celles des siècles passés viennent à se produire de nouveau. L'unité hippocratique, un moment perdue, aujourd'hui reconquise, ne saurait être oubliée une seconde fois. Nous devons veiller cependant à ce que rien ne vienne l'affaiblir et la voiler dans l'esprit de ceux qui se destinent à l'exercice de la médecine, de même que nous devons chercher à effacer les derniers préjugés qui, nés à la suite de nos discordes, leur ont survécu, opposant tour à tour la certitude de la chirurgie à l'art conjectural du médecin, et la science bienfaisante et humaine de ce dernier à la barbarie sanguinaire du chirurgien.

Soyez donc bien convaincus de l'unité des sciences médicales, de l'art de guérir. Soyez pénétrés de cette vérité, un moment oubliée par suite des circonstances que je viens de vous dire, et alors vous suivrez une voie féconde en progrès pour la médecine, en succès pour vous. C'est cette unité, l'importance donnée aux faits observés ou provoqués par l'expérimentation, qui est la caractéristique de la médecine à notre époque et la raison de sa supériorité.

Les anciens ont conçu et énoncé tous les systèmes, toutes les hypothèses, qui ont servi de guide aux médecins de tous les siècles, et nous pouvons dire, avec La Bruyère : « Tout est dit, et l'on vient « trop tard depuis sept mille ans qu'il y a des hommes et qui « pensent. »

Les théories microbiennes ne sont que la reproduction de la

théorie des animalcules, formulée au XVIIe siècle par le Père Jésuite Kircher et ainsi résumée par Virey :

« Les germes morbifiques seraient des animalcules vivants qui se « multiplieraient en nous pour passer en d'autres individus; ils ne « pourraient se développer que dans certaines dispositions du corps « favorables à leur naissance; de là, les retards, les avortements de « quelques maladies; les animalcules de la petite vérole, par « exemple, après avoir dévoré toute la substance nutritive qui leur « convenait dans le corps, ne peuvent plus y trouver de quoi vivre, « et ainsi n'y renaissent plus, etc. Les animalcules de la vaccine « détruisent également la nourriture des animalcules de la variole. « Tout s'explique aisément par cette hypothèse, jadis imaginée par « le Jésuite Kircher, pour expliquer la propagation de la peste, puis « développée par Auguste Hauptmann, médecin de Dresde, qui « l'étendit à d'autres maladies, et soutenue même par l'illustre « naturaliste Linnaeus (1). »

Cette opinion peut se défendre encore aujourd'hui, il serait dificile d'en professer une meilleure; mais, restant à l'état d'hypothèse, elle n'a rien produit.

Mais si nous reprenons des hypothèses, nous établissons des faits

(1) *Dictionnaire en 60 vol.*, tome XVIII, page 280, article *Germe*, par VIREY.

Rapprochez de cette citation les lignes suivantes :

« En 1876, après avoir exposé les principales théories pathogéniques de la pyohémie, nous disions qu'il nous était impossible de conclure en faveur de l'une d'entre elles à l'exclusion des autres, et que la pyohémie nous semblait pouvoir résulter de causes multiples : phlébite suppurée, thrombose ramollie, abcès ouvert dans les veines, septicémie, etc. Aujourd'hui, tout peut s'expliquer, grâce à la théorie microbienne, y compris l'influence des milieux extérieurs, l'apparition en quelque sorte épidémique de l'affection et sa contagion défendue surtout par le professeur Le Fort.

« Reste à déterminer la nature des micro-organismes, faisant naître l'infection purulente? Ici, les opinions sont partagées : les uns...

« En fait, il y aurait beaucoup de microbes pyogéniques, nous y reviendrons à propos des abcès chauds, et il est encore aujourd'hui impossible de considérer l'un d'eux comme pathognomonique de la pyohémie, malgré les assertions de Pasteur et de ses élèves. »

(*Eléments de Pathologie chirurgicale*, par F. TERRIER, professeur agrégé à la Faculté de Paris, 1887, p. 490-491.)

nouveaux. Les travaux de Pasteur, commencés et continués dans le laboratoire, lui ont montré des organismes infiniment petits; il a constaté leur présence, suivi leur évolution; il a appris à les manier comme le chimiste manie ses réactifs. Quand, un jour, cette force vivante a été dans sa main obéissante et docile à ses moindres volontés, il a fait de propos délibéré avec méthode, scientifiquement en un mot, pour le charbon, ce que l'illustre Jenner a dû au hasard d'une observation, de faire pour la variole en découvrant la vaccine.

S'attaquant alors à la rage et procédant de la même manière par des expériences multipliées, il trouve dans les centres nerveux le virus de cet horrible fléau. Il s'en rend maître également, le dose, et en fait à son gré un poison plus subtil et plus terrible encore ou un vaccin qui préserve des atteintes de la rage, même ceux auxquels cette maladie a été inoculée par des morsures jusqu'alors mortelles. Pasteur n'a pas vu le microbe, et si sa présence est probable il ne l'affirme pas : « Il se peut que le virus de la rage se compose de « deux parties, d'un microbe et d'une substance chimique. »

La théorie est ici bien peu de chose; ce sont les faits observés, puis analysés, multipliés par l'expérimentation, qui sont tout. Depuis que Bichat a créé l'anatomie générale et que Schwann nous a montré l'élément constitutif de tout tissu, la cellule; depuis que Lavoisier, Laplace, Fourcroy, nous ont appris que la respiration est une combustion, qu'il y a une physique animale, que les substances animales ont une composition chimique définie; depuis enfin que les sciences, devenues maitresses du monde inorganique, ont pu s'attaquer avec succès à l'organisme vivant, nous savons, avec Cl. Bernard, que chez les êtres vivants aussi bien que dans les corps bruts les conditions d'existence de tout phénomène sont déterminées d'une manière absolue, et sans idée préconçue, nous cherchons ces conditions.

Nous guérissons mieux nos malades qu'autrefois, voilà un fait certain, et nous entreprenons avec succès des opérations jadis condamnées comme fatales ou considérées comme impraticables. Apprenons donc à imiter les maîtres qui obtiennent ces magnifiques résultats; soyons curieux des procédés qu'ils mettent en œuvre, en laissant toujours la première place aux faits, à l'exemple d'A. Paré, de J.-L. Petit, et de tous ceux qui ont contribué aux progrès de la médecine. Ne nous laissons jamais dominer par une théorie, ce serait retomber sous le joug des systèmes; soyons toujours prêts à effacer notre opinion aussi bien que celle des autres devant les décisions de l'expérience. En un mot, n'admettons pour vrai que ce qui nous aura été démontré jusqu'à l'évidence, être tel (1).

Cherchons le microbe, puisque le microbe est à la mode, mais ne croyons pas avoir tout fait en prononçant le mot antiseptique et en employant le listérisme. N'oublions pas que Béchamp (2), Estor et Bouchardat (3) nient la spécificité du microbe, que Léon Le Fort, voyant des amputés de cuisse guérir mieux à l'air libre que sous les pansements antiseptiques, se refuse à admettre que la suppuration et les autres complications des plaies soient liées à la présence d'un microbe voyageant à travers l'espace; que Lawson Tait, ayant eu 97 succès sur 100 ovariotomies, attribue ces succès à l'abandon du traitement antiseptique, et que Sutton, adepte fervent du listérisme, après l'avoir vu employé en Allemagne, s'en déclare le

(1) DESCARTES. *Discours de la Méthode :* « ...Ne recevoir jamais aucune « chose pour vraie que je ne la connusse évidemment être telle... »

(2) BÉCHAMP, *Bulletin de l'Académie de médecine*, 1er juin 1886, p. 761.
« Selon moi, les vibrioniens peuvent naître à même les tissus et les tumeurs des êtres vivants sains, parce que ces êtres contiennent des microzymas constants et nécessaires, lesquels, par évolution, peuvent devenir bactéries. »

(3) A. BOUCHARDAT, *Annuaire de thérapeutique*, 1884, Genèse des parasites:
« J'espère pouvoir démontrer que plusieurs parasites microscopiques, donnant naissance à de redoutables maladies, peuvent se développer par la « transformation d'organites normaux entrant dans la constitution de l'agrégat « animal.
« On m'accusera sans doute de présenter sous une forme nouvelle la théorie « de l'évolution spontanée de plusieurs maladies contagieuses. Je ne le nie « pas, et j'espère démontrer que ces maladies contagieuses, déterminées par « la transformation d'organites normaux, sont plus nombreuses qu'on ne le « pense. » P. 224-225.

contempteur depuis que la pratique des Keith lui a montré 53 ovariotomies faites sans listérisme et ne donnant qu'un décès.

Koch, après avoir annoncé la découverte du microbe du choléra, a quelque peu mis en doute le rôle joué par le bacille virgule, et cherche une substance chimique dont l'action serait plus puissante. Voilà que les humeurs peccantes viennent livrer une nouvelle bataille aux animalcules, ou, pour parler la langue actuelle, que les ptomaïnes et les leucomaïnes, isolées, déterminées pour la première fois par Gautier, réclament dans la pathogénie des maladies, à côté des microbes de Pasteur, une place qu'on ne saurait leur contester.

Ces explications diverses de faits constants prouvent bien que la cause intime de nos progrès modernes est encore inconnue. Elle ne saurait être la mise en œuvre de tel ou tel procédé, puisque, par des moyens variés, différents, opposés même, tous obtiennent des succès plus grands qu'autrefois. Cette cause est donc plus haute, plus générale, et si elle réside, pour une bonne part, dans les progrès communs à toutes les sciences qui prêtent un concours plus efficace à la médecine, elle résulte, surtout et avant tout, de ce que le médecin sait faire un choix judicieux au milieu de tous ces secours qui lui sont offerts à profusion, et cela justement parce que toutes les branches de la médecine lui sont également connues, parce qu'il est médecin et chirurgien, parce que, en un mot, l'unité hippocratique dirige ses efforts et discipline ses travaux.

Rochefort-sur-mer. — Société anonyme de l'imprimerie Ch. Thèze.

www.ingramcontent.com/pod-product-compliance
Ingram Content Group UK Ltd.
Pitfield, Milton Keynes, MK11 3LW, UK
UKHW021035260726
13994UKWH00005B/2172

9 782329 334592